PEQUEÑO LIBRO

de la

MEDICINA ENERGÉTICA

DONNA EDEN
y Dondi Dahlin

PEQUEÑO LIBRO
de la
MEDICINA
ENERGÉTICA

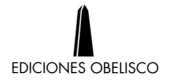

EDICIONES OBELISCO

Si este libro le ha interesado y desea que le mantengamos informado de nuestras publicaciones, escríbanos indicándonos qué temas son de su interés (Astrología, Autoayuda, Ciencias Ocultas, Artes Marciales, Naturismo, Espiritualidad, Tradición…) y gustosamente le complaceremos.

Puede consultar nuestro catálogo en www.edicionesobelisco.com.

Colección Salud y vida natural
PEQUEÑO LIBRO DE LA MEDICINA ENERGÉTICA
Donna Eden y *Dondi Dahlin*

1.ª edición: marzo de 2014

Título original: *The little book of Energie Medicine*
Traducción: *Oriana Bonet*

Maquetación: *Marta Rovira Pons*
Corrección: *Sara Moreno*
Diseño de cubierta: *Enrique Iborra*

© 2012, Donna Eden
Edición publicada por acuerdo con Jeremy P. Tarcher,
miembro de Penguin Group Inc. (USA)
(Reservados todos los derechos)
© 2014, Ediciones Obelisco, S. L.
(Reservados los derechos para la presente edición)

Edita: Ediciones Obelisco, S. L.
Pere IV, 78 (Edif. Pedro IV) 3.ª planta, 5.ª puerta
08005 Barcelona - España
Tel. 93 309 85 25 - Fax 93 309 85 23
E-mail: info@edicionesobelisco.com

ISBN: 978-84-15968-39-9
Depósito Legal: B-3.117-2014

Printed in Spain

Impreso en Gráficas 94, Hermanos Molina S. L.
Polígono Industrial Can Casablancas
Garrotxa, nave 5 - 08192 Sant Quirze del Vallès (Barcelona)

A NUESTRO HIJO/NIETO, TIERNAN,
Y SUS ABUELOS PATERNOS,
ROSMARY Y ALBERT DEVENYNS

INTRODUCCIÓN

¡Usted puede tener mayor control sobre su salud ahora mismo! El *Pequeño libro de la medicina energética* es una guía fácil que está basada en mis treinta y cuatro años enseñando maneras simples de incrementar su energía y salud. Es un libro que usted puede abrir a diario por cualquier página y encontrar ejercicios que le ayuden a aclarar su mente y sentirse más feliz, más vital y más despierto.

¿Qué es exactamente la medicina energética y cómo funciona?

La fórmula del Nobel de Física Albert Einstein $E=mc^2$ se resume en un simple concepto: todo es energía. Hay energía que *fluye* (lo que normalmente consideramos como «energía») y energía *sólida* (materia). Todo en la naturaleza es una cosa u otra, ¡un concepto alucinante! Efectivamente, la energía da vida a cada célula y órganos de su cuerpo. Es la Fuerza Vital y simplemente, cuando se tiene se está vivo, y cuando no, no. La relación de su cuerpo con esta energía esencial de la naturaleza ha ido evolucionando a lo largo de millones de años. Las energías que gobiernan la manera en que funciona su cuerpo dirigen su sistema inmune, las hormonas y todo lo demás que le mantiene vivo de manera tan contundente como un imán dispone las virutas de hierro en patrones diferentes. Estas energías tienen una inteligencia increíble. Son mucho más inteligentes que su intelecto cuando se trata mantenerlo saludable y en recuperarlo si se pone enfermo. Dicho esto, usted puede movilizar estas energías para mantener su cuerpo y su mente en su óptimo estado. Esto es lo que hace la medicina energética. La medicina energética es la mejor medicina para su cuerpo.

En la medicina energética, la *energía* es la medicina y la *energía* también es el paciente. Con la energía como *medicina*, la lógica y necesaria fuerza vital, que es patrimonio de todos, puede emplearse en curar sus enfermedades y elevar su espíritu. Con la energía como *paciente*, puede restablecer las energías que se han debilitado, que se han visto afectadas o desequilibradas y curar su cuerpo también.

Fluir con equilibrio y armonía se puede recuperar y mantener de forma no invasiva en el sistema energético del cuerpo haciendo lo siguiente:

- Golpeteando, masajeando o presionando puntos específicos de energía en la piel.
- Localizando, girando su mano sobre específicas vías de energía en la piel.
- Practicando ejercicios o posturas ideadas para traerle una sensación de calma y renovación.
- Rodeando una zona con energías curativas.

Así como hay diferentes tipos de medicinas en las farmacias, hay distintos tipos de medicina energética. Muchos de ellos se pueden remontar a antiguas tradiciones curativas como el yoga, qi gong, shiatsu y la acupuntura. En China se han encontrado agujas de acupuntura de piedra de hace ocho mil años.

Al analizar en el laboratorio el cuerpo hallado congelado de un hombre del Neolítico, preservado en una región entre Austria e Italia, encontraron que tenía marcas tatuadas en la piel que se correspondían con los puntos de acupuntura que serían los puntos usados para tratar la artritis y enfermedades de estómago. Formas modernas de medicina energética incluyen la sanación con las manos, contacto terapéutico, contacto para la salud, reiki y kinesiología energética. El término «medicina energética» se ha usado desde los años ochenta y más recientemente se volvió más popular cuando hicieron referencia de ella en los programas de *The Ofrah Winfrey Show* y *The Doctor Oz Show*.

La medicina energética es, al mismo tiempo, un complemento a otras estrategias de la medicina y un completo sistema de autocuración y autoayuda. Puede ir dirigida a una enfermedad física, emocional o mental, como a proporcionar un alto nivel de bienestar y un rendimiento óptimo. Las energías –tanto las electromagnéticas como las energías más sutiles– forman la infraestructura dinámica del cuerpo físico. La salud del cuerpo refleja el fluir, el equilibrio y la armonía de esas energías. Cuando el cuerpo no está sano, los desarreglos en las energías pueden ser identificados y tratados.

Las posibilidades con la medicina energética no tienen límite. Con el *Pequeño libro de la medicina energética* usted:

- Aprenderá una rutina diaria de cinco minutos que le mantendrá vibrante, vivo y lleno de energía.
- Descubrirá técnicas para mejorar trastornos hormonales, que causan sensaciones de calor repentinas, alteraciones del sueño o ansiedad.
- Accederá a ejercicios fáciles para combatir enfermedades corrientes como el dolor de cabeza y la tensión arterial alta.
- Practicará técnicas energéticas contra problemas psicológicos como la depresión, cambios bruscos en el estado de ánimo, la ira y el estrés.
- Será capaz de enseñar a su familia, amigos y clientes formas de mantener y mejorar su propio equilibrio energético.
- Aprenderá a protegerse de las energías negativas.

- Ayudará al sistema inmunitario de su cuerpo para que pueda curarse.

¿Cuáles son los beneficios de la medicina energética?

- ¿Quisiera tener más energía?
- ¿Está cansado de tomar pastillas para dolores y dolencias cotidianos?
- ¿A menudo desearía que existiera un remedio natural cuando no se encuentra bien?
- ¿Su memoria no es tan aguda como solía serlo?
- ¿Se encuentra cansado por la tarde?
- ¿Quiere despertarse más recuperado y a punto para empezar el día?

Si la respuesta a estas preguntas es «sí», entonces la medicina energética le confiere el poder de tener más control de su cuerpo y su vida. No cuesta nada aprender los ejercicios de la medicina energética de este libro, y es un regalo que puede hacerse y que siempre tendrá algo que ofrecerle.

¿Quién se beneficiará de la medicina energética?

- Cualquiera que quiera sentir una mayor alegría y vitalidad.
- Gente corriente sin experiencia en autocuración o curación de otras personas, que están buscando respuestas para una mejor salud.
- Médicos, enfermeras, masajistas, acupuntores y otras personas dedicadas a la atención medica que quieran ser más eficientes con sus pacientes.

Ahora mismo usted puede tomar la decisión de aprender los fáciles ejercicios de la medicina energética y movilizará sus energías en vez de sufrir o medicarse cada día contra el agotamiento y el dolor. Las compañías farmacéuticas quieren que continuemos comprando medicinas porque con ello ganan billones de dólares de la gente que compra automáticamente pastillas para paliar el dolor. Pero al hacer esto se carga el hígado y los riñones y otros órganos. En cambio usted puede aprender ejercicios simples que le pueden ser de gran ayuda para curar todo su cuerpo y no sólo para paliar el dolor. La medicina energética es segura, y de hecho puede ayudar a la capacidad natural del cuerpo de curarse a sí mismo. La Administración para la Alimentación y Medicina de Estados Unidos (FDA) informa que la muerte accidental por medicamentos recetados, aunque sean tomados correctamente, es ahora la cuarta causa de muerte en Estados Unidos. Además, cuando la FDA aprueba una medicación para el uso público, se conocen menos de la mitad de los efectos secundarios graves. *Usted entonces se convierte en el conejillo de Indias.*

¿Cualquiera puede utilizar la medicina energética?

La buena noticia es, «¡sí!». ¡Cualquiera puede aprender y utilizar la medicina energética! De esta guía, obtendrá técnicas prácticas y claras que podrá poner en práctica inmediatamente. La medicina energética es la más segura, más ecológica, más accesible y más barata que existe. La medicina energética le enseña cómo participar más directamente y con conocimiento de su propia curación, salud y bienestar. No necesita ningún aparato. Utilizará sus manos y sus propias energías para levantar su estado de ánimo y fomentar un estilo de vida más saludable y feliz.

¿Qué es medicina energética y qué no lo es?

«Diagnostico» y «tratamiento» en la medicina energética tienen diferentes significados que los habituales en la medicina tradicional. El centro de atención no está en los síntomas o la enfermedad; el centro de atención está en mantener el *sistema energético* del cuerpo fuerte, vital, armonioso y sano. En la medicina energética usted «diagnostica» o evalúa el sistema energético, no la enfermedad. Los síntomas proporcionan pistas de dónde necesita atención el sistema energético. Igualmente, el tratamiento no es el tratamiento de los síntomas o de la enfermedad; es el tratamiento del sistema energético.

Estas distinciones son muy importantes no solamente porque es legal enseñar a la gente a mantener las energías de su cuerpo saludables, pero no es legal que gente sin licencia médica diagnostique y trate enfermedades. También son muy importantes porque muestran una manera fundamentalmente diferente de pensar sobre la salud y la enfermedad que dirige nuestra atención a la energía básica de estar saludables. La técnicas sugeridas aquí se pueden hacer al mismo tiempo que se siguen tratamientos de medicina convencional. Generalmente los complementarán, y su médico probablemente estará interesado en saber las otras terapias que usted utiliza.

¿Cómo empiezo?

No se necesita ningún tipo de herramienta especial para empezar con la medicina energética. Todo lo que necesita es querer estar sano. Mucha gente pasa su vida adulta sintiéndose cansada casi siempre. Este libro le ayudará a sentirse lleno de energía y a estimular su sistema inmunitario, para que el dolor de cabeza, la tensión arterial alta, la tos, los resfriados y la gripe no le dejen exhausto cada año. La medicina preventiva es crucial en una época en la cual los costes médicos cada vez son más elevados y hay mucha gente que no tiene una cobertura médica. Afortunadamente la medicina preventiva es bastante fácil para empezar. Sólo hace falta la decisión de empezar a hacer los ejercicios de este libro cada día.

¿Cómo utilizo este libro?

Este libro es una guía fácil de usar. Puede cogerlo y leer las instrucciones empezando por donde quiera. Está diseñado para gente que esté dispuesta a probar la medicina energética por primera vez y que quieran empezar de manera fácil y rápida; o si ya ha utilizado la medicina energética anteriormente y quiere una guía simple para mantener una referencia sencilla. Los ejercicios que le presentamos no requieren ninguna experiencia o entrenamiento especial para obtener beneficios para su salud. Están listos para que los realice ya, y usted muy probablemente recibirá los beneficios casi inmediatamente.

En función de sus fortalezas personales y sus desafíos, algunos de los ejercicios le servirán más que otros. Si está usted interesado en un estudio más profundo o quisiera más instrucciones y explicaciones de alguna técnica en particular, necesitaría leer las versiones más completas. *Medicina Energética* y *Medicina Energética para mujeres* (Ediciones Obelisco).

Meridianos, puntos de digitopuntura, chakras y el aura

Meridianos: Los catorce meridianos son las vías principales de energía que hay en el cuerpo. De la misma manera que una arteria trasporta la sangre, un meridiano trasporta energía. Los meridianos llevan un flujo de energía que ajusta el metabolismo, y vitaliza cada órgano y cada sistema fisiológico en el cuerpo.

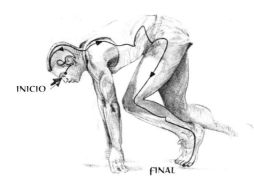

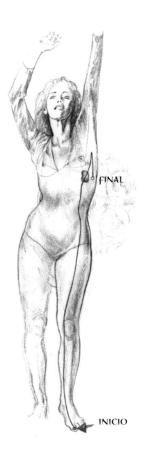

Los meridianos del bazo y de la vesícula biliar, mostrados aquí, son dos de las catorce vías de meridianos.

Estas vías llevan energía al sistema inmune, nervioso, endocrino, circulatorio, respiratorio, digestivo, del esqueleto, muscular y sistema linfático. Estas vías existen dentro del «cuerpo sutil»: el campo invisible que nos rodea y penetra en nuestro cuerpo físico. Los estudiantes de medicina no encuentran estas energías sutiles cuando diseccionan los cadáveres.

Nuestros ancestros más antiguos necesitaban sentir las energías de las plantas para saber si eran nutritivas o venenosas; sentir la energía de un depredador que se acerca; y saber cuándo las energías de sus hijos o compañeros estaban en armonía para mantener a los que dependían de ellos saludables. Estas habilidades les ayudaban a sobrevivir. Enseñanzas y tradiciones para mantener el equilibrio de las energías del cuerpo para mantenerse vitales se pueden encontrar en casi todas las civilizaciones antiguas. Los chinos fueron probablemente los primeros a anotar un sistema para trabajar las energías del cuerpo, centrándose en los meridianos de acupuntura, y la acupuntura continúa curando a personas a día de hoy. Mientras tanto, los científicos contemporáneos encuentran maneras de demostrar y medir las energías sutiles y los campos de energía.

Puntos de digitopuntura: La digitopuntura es un arte de sanación seguro y holístico que se desarrolló en China hace unos cinco mil años. Esta técnica antigua usa los dedos para presionar puntos clave a lo largo de las líneas de los meridianos del cuerpo donde la energía se acumula. La digitopuntura ha sido un remedio efectivo en el alivio de trauma, dolor emocional, y dolor físico, así como en fortalecer el sistema inmune, tratamientos de belleza, relajación, combatir adicciones y mucho más. La acupuntura y la digitopuntura utilizan los mismos puntos y meridianos, pero la acupuntura emplea agujas mientras que la digitopuntura usa los dedos.

Chakras: Los chakras son centros de energía concentrada localizados en la línea central del cuerpo

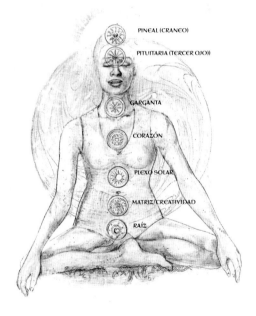

PINEAL (CRANEO)

PITUITARIA (TERCER OJO))

GARGANTA

CORAZÓN

PLEXO SOLAR

MATRIZ/CREATIVIDAD

RAÍZ

desde la base de la columna hasta la parte superior de la cabeza. Hay siete chakras, de los cuales se cree que energéticamente registran cada acontecimiento significativo que usted experimenta. Los profesionales entrenados pueden trabajar con los chakras manteniendo las manos encima de los chakras y moviendo la energía.

El aura: El aura es un campo que rodea al cuerpo entero como un abrazo energético. Los científicos que han detectado la energía del aura lo llaman «el biocampo». Es una esfera de energía de multicapas protectoras que interactúa con las energías dentro de usted así como con el ambiente que hay a su alrededor. Su aura está hecha de muchos y siempre cambiantes colores que algunos terapeutas son capaces de ver, interpretar y ajustar.

ENERGÍA
Y EJERCICIOS
para
ENFERMEDADES
COMUNES

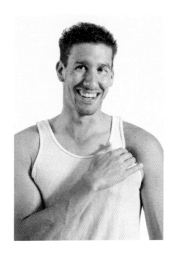

Encuentre la zona donde su brazo se une con el torso. Presione con los dedos masajeando a lo largo de la conexión del brazo con el cuerpo. Expulse el aire a través de la boca cuando sienta algún dolor.

Puntos energéticos donde se unen los brazos con el torso

- Estimula el sistema linfático, que ayuda a expulsar las toxinas fuera del cuerpo.
- Incrementa la producción de glóbulos blancos, reforzando su sistema inmune.
- Ayuda a su cuerpo a eliminar las toxinas.
- Refuerza su cuerpo y su aura.
- Calma las emociones.

Cómo funciona: El sistema circulatorio y el sistema linfático envían fluido a través del cuerpo. El corazón bombea sangre para el sistema circulatorio, pero el sistema linfático no tiene una bomba. Los fluidos los bombea el movimiento: caminar, correr, ejercitarse. Pero con nuestro estilo de vida sedentario, el sistema linfático —que es el responsable de eliminar las toxinas físicas y las energías estancadas— se atasca. Masajeando los puntos reflejos de la juntura brazo-cuerpo pone en funcionamiento la linfa para que pueda eliminar las toxinas.

El nudo celta

El nudo celta «teje» su aura y construye un área circundante protectora. Orgánicamente conecta todos los sistemas de energía del cuerpo entero.

- Refuerza el campo de energía a su alrededor (su aura).
- Le protege de energías dañinas del entorno.

Cómo funciona: Su aura le protege de los efectos de la energía contaminante como las que causan los cables de alto voltaje y las luces fluorescentes, así como las vibraciones de gente que está estresada, enfadada o deprimida. El nudo celta enlaza su aura con todos sus otros sistemas de energías y le ayuda a mantener su sistema energético estructural unido. Usted está haciendo literalmente figuras de ochos con los dos brazos de arriba abajo. Cuando el nudo celta se vuelve dinámico, tiene una sensación de poder, una sensación de estar recargándose, y sus energías entonces empiezan a activarse.

Frote las manos, sacúdalas, ponga las palmas mirando hacia usted e intente sentir la energía entre ellas. Frote y sacúdalas otra vez, ponga las palmas cerca de las orejas y respire hondo.

Inhale y acerque los codos hasta que estén juntos. Expulse el aire, cruce sus brazos y balancéelos hacia abajo en forma de ocho.

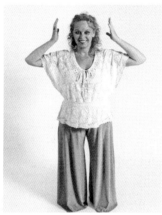 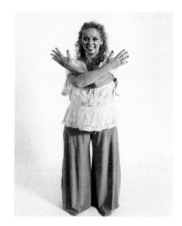

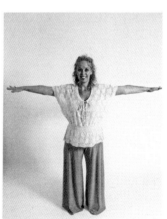 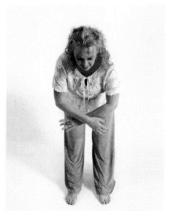

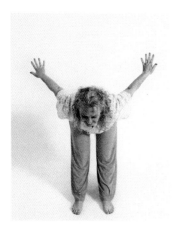

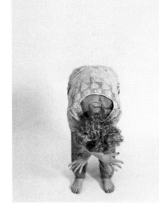

Inclínese hacia delante, repita y cruce los brazos sobre la parte superior de las piernas. Balancéese hacia abajo delante de los tobillos. Doble las rodillas, gire las palmas hacia delante, recoja energía, póngase de pie y vuelque toda esa energía sobre su cuerpo.

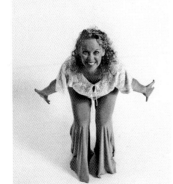

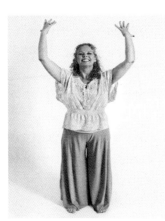

Conectando el cielo y la tierra

Un estupendo ejercicio energizante que suelta la energía estancada en sus articulaciones y le permite sentirse renovado. Se puede hacer solo o como parte de la Rutina Diaria Energizante de Cinco Minutos.

- Libera las energías, incluyendo energías que cogemos de otras personas y ambientes tóxicos.
- Lleva oxígeno fresco a las células, que activa las endorfinas y promueve una sensación de alegría.
- Activa el sistema inmune.
- Ayuda a combatir el insomnio.

Cómo funciona: Conectando el cielo y la tierra es uno de los ejercicios más populares de la medicina energética. Hace a la gente sentirse bien, abre los meridianos y aporta una sensación de alegría y felicidad. Este poderoso estiramiento de las caderas, cintura y torso y es una de mis maneras preferidas de renovarme rápidamente si me siento torpe.

1. *Empiece con las manos en la parte superior de las piernas con los dedos abiertos.*

2. *Inhale por la nariz, extienda los brazos hacia fuera y júntelos en posición de plegaria. Expulse el aire por la boca.*

3. *Inhale por la nariz, estire un brazo hacia arriba y un brazo hacia abajo empujando con las palmas. Aguante, expulsando el aire por la boca y vuelva a la posición de plegaria. Cambie de brazos y repita.*

4. *Deje caer los brazos hacia abajo, dóblese hacia delante hasta la cintura, y relájese con las rodillas un poco dobladas. Haga dos respiraciones antes de volver a la posición de pie.*

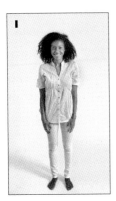 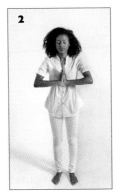 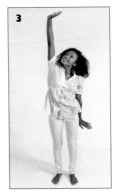 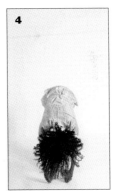

La conexión de Cook

Una variación de la postura de Wayne Cook. Útil para utilizarla como método simplificado de la postura de Wayne Cook.

- Centra la mente.
- Mejora la capacidad de aprendizaje.
- Saca lo mejor de usted durante un desempeño o confrontación.

Cómo funciona: Este procedimiento es una modificación de la postura de Wayne Cook (pág. 66), nombre en honor de este pionero de los campos de fuerzas bioenergéticas. Quizás más que cualquier otro método de los que enseño, la postura de Wayne Cook le puede calmar y ayudar a entender mejor y a afrontar sus problemas. Es muy efectiva cuando se encuentra alterado o se siente desesperado. Se sentirá menos agobiado casi de inmediato. Sosteniendo la posición final (#3) con una afirmación de lo bien que le va a salir su cometido, recargará y fortificará esa aserción.

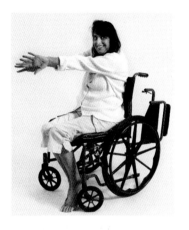
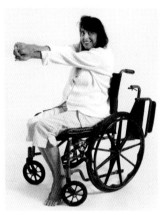
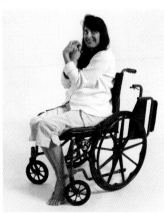

1. Extienda la mano izquierda delante de usted, vuelva la palma de la mano hacia el lado y cruce su mano derecha por encima de la muñeca.

2. Agarre su dedos y tire de las manos hacia adentro y hacia arriba del pecho. Si está sentado, cruce los tobillos.

3. Haga cuatro respiraciones profundas, tome aire por la nariz y expúlselo por la boca.

Estiramiento de la coronilla

El estiramiento de la coronilla se puede hacer como parte de la Rutina Diaria Energética de Cinco Minutos o simplemente cuando se sienta la cabeza o la mente abotargadas.

- Estimula el riego sanguíneo en la cabeza.
- Fortalece la memoria.
- Abre el chakra de la coronilla, que está asociado con la espiritualidad y la inspiración.
- Ayuda a superar el insomnio.
- Puede ayudar a aliviar el dolor de cabeza.

Cómo funciona: El estrés hace que la energía se acumule y se estanque en la parte superior de la cabeza. El estiramiento de la coronilla libera esa energía. Limpia su mente de confusiones y trae calma al sistema nervioso. Puede incluso curar un dolor de cabeza o un mal de estómago causado por el estrés. A lo largo de los años, la gente me ha dicho muchas veces que usan este ejercicio como preludio de una meditación u otras practicas espirituales.

1. Presione la frente con los dedos y despacio separe los dedos estirando la piel. Respire profundamente, por la nariz y expulse el aire por la boca. Después, ponga la punta de los dedos en la parte superior de la cabeza y vuelva a repetir el estiramiento.

2. Repita esta secuencia empezando por la parte superior de la cabeza, centro y detrás de la cabeza. Continúe hasta que llegue a la base del cuello.

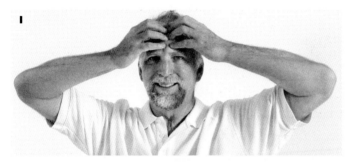

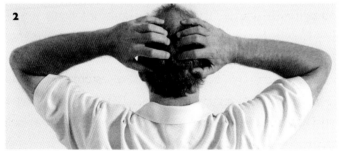

Expulsando el veneno

Cuando se sienta enfadado o frustrado o quiera encontrar el enfado genuino dentro de usted. Este es un ejercicio muy adecuado.

- Saca la rabia fuera de su cuerpo.
- Libera energías congestionadas.
- Desbloquea el espíritu.

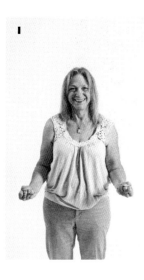

Póngase de pie. Estire los brazos delante de usted, flexione los codos un poco, cierre las manos hacia arriba como puños y respire profundamente. Balancee los brazos detrás de usted y llévelos encima de la cabeza. Sostenga esa posición un momento. Estírelos hacia arriba, gire los puños, que los dedos de las manos estén unos frente a los otros, y deje caer los brazos delante de usted mientras suelta los puños con energía. Suelte la respiración y sus emociones con un sonido como un «bufff» o cualquier otro sonido que le salga naturalmente. Repítalo varias veces. Esto le hará sentirse bien. La última vez, expulse el aire por la boca mientras baja los brazos despacio y controladamente.

Cómo funciona: Este ejercicio evoca y libera las energías de enfado y frustración. Es una forma sencilla y efectiva de soltar el estrés y el enfado. Si se familiariza de forma instintiva con el enfado, se crea el espacio necesario para una asertividad más sana.

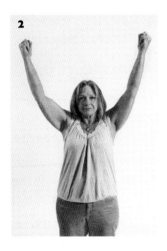
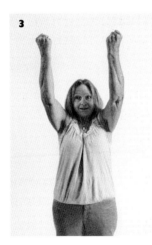
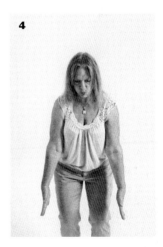

Tocando el Miedo

Tocando el Miedo se puede hacer en cualquier momento que se sienta ansioso o sienta miedo. Y puede llegar a modificar un patrón subyacente de una fobia que exista desde hace mucho tiempo. Tocando los puntos de energía se remonta a una tradición curativa de hace cinco mil años, que es una forma no invasiva de cambiar la electroquímica del cerebro.

• Calma el meridiano triple calentador, que gobierna la reacción de «huida».
• Reduce el miedo irracional.
• Calma el cuerpo.
• Estabiliza la mente.

Localice la zona del reverso de su mano, a medio camino entre su muñeca y sus dedos, entre el dedo anular y el dedo meñique. Dele golpecitos con tres o cuatro dedos de la otra mano durante 30-60 segundos, respirando por la nariz y expulsando el aire por la boca. Cambiar de manos. Otra opción es poner una mano sobre el corazón y dar golpecitos con la otra como hemos dicho anteriormente.

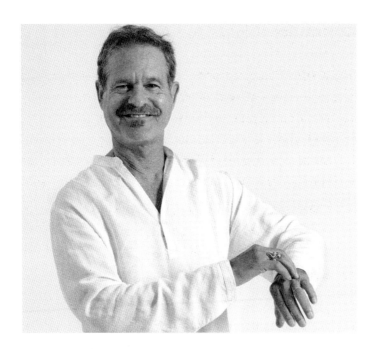

Cómo funciona: Se puede tener miedo de algo específico, pero el miedo a veces también es irracional y generalizado. Puede crear estrés, agitación y agotamiento. Golpeando en estos puntos de digitopuntura, puede cambiar esas energías de miedo y aliviar pensamientos negativos en minutos.

Los cuatro surtidores de memoria

Este ejercicio ayuda a recuperar a la mayoría de gente la memoria lejana y cercana. ¡Y es muy agradable!

- Mejora el flujo del líquido cefalorraquídeo, que nos ayuda a pensar con más claridad.
- Mejora la memoria.

Póngase confortablemente sentado o de pie. Friccione por toda la cabeza con los nudillos de las manos o bien con los dedos para abrir las energías de la cabeza. Respire hondo por la nariz y expulse el aire por la boca.

Cómo funciona: El líquido cefalorraquídeo rico en oxígeno sube por la columna vertebral, fortaleciendo el sistema nervioso y proporcionándole nutrientes al cerebro. Este fluido protege el cerebro y la médula espinal del traumatismo de los movimientos, caídas y golpes.

1. Ponga la palma de la mano izquierda en el lado izquierdo de la cabeza con los dedos cruzando la parte superior de la cabeza. La mano derecha en la parte central del pecho. Respire hondo tres veces.

2. Manteniendo la mano derecha en el pecho, mueva la mano izquierda poniendo la palma de la mano en la frente con los dedos abiertos encima de la cabeza. Respire hondo tres veces.

3. Mueva la mano izquierda al pecho, y la mano derecha hacia el lado derecho de su cabeza (como en la foto 1, pero, con la mano izquierda y derecha al revés). Respire hondo tres veces.

4. Mantenga la mano izquierda sobre el pecho, ponga la palma de la mano derecha detrás de la cabeza y mantenga la posición mientras respira hondo tres veces.

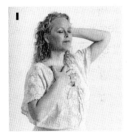 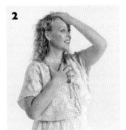 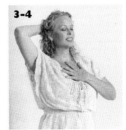

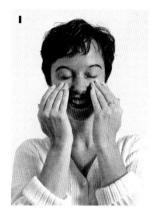

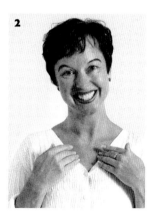

Los cuatro golpes

Golpeando cuatro conjuntos de puntos en el cuerpo, es una técnica que llamo «los cuatro golpes», se puede activar una serie de respuestas que le renovarán. «Los cuatro golpes» forman parte de la Rutina Diaria Energética de Cinco Minutos.

* Estimula su sistema inmune.
* Equilibra la composición química de la sangre y los electrolitos.
* Ayuda a metabolizar la comida.
* Reduce las toxinas y el estrés.
* Ayuda a clarificar la mente.

1. *Coloque las yemas de los dedos debajo de los pómulos, después colóquelos en la nariz. Golpee firmemente 15 segundos. Esto ayuda a drenar los senos nasales y limpiar las glándulas linfáticas en el cuello. También puede reducir tensiones y reducir las preocupaciones excesivas.*

2. *Para localizar estos puntos, ponga ambos índices, en la clavícula y muévalos hacia adentro hacia la hendidura en forma de U encima de el es-*

ternón (más o menos donde los hombres se anudan la corbata). Mueva los dedos hacia la base de la U. Entonces vaya a izquierda y derecha más o menos una pulgada (unos 25 mm) y golpee firmemente durante 10 o 15 segundos.

3. Ponga los dedos de una o de las dos manos en el centro de su esternón, en la glándula timo. Golpee firmemente durante 10 o 15 segundos.

4. Golpee los puntos neurolinfáticos durante 10 o 15 segundos con los dedos o nudillos. Están debajo de los pechos y por debajo de la costilla inferior.

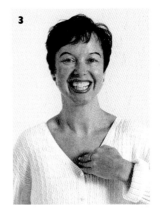

Cómo funciona: Ciertos puntos del cuerpo, cuando se golpean con los dedos, afectarán sus campos de energía de manera predecible, enviando impulsos electroquímicos al cerebro y liberando neurotrasmisores. Estos puntos recargarán sus energías. Por favor, utilice un golpeo firme. Si hay sensibilidad en esos puntos, normalmente significa que este ejercicio le va bien y que le está ayudando a liberar las toxinas en zonas que estaban atascadas.

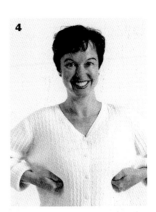

Andares reflejos

En la parte superior de los pies, en los espacios entre los huesos que corresponden con los espacios entre los dedos de los pies, están los puntos reflejos: puntos de digitopuntura entre los huesos metatarsianos. La fatiga puede ser causada por una alteración en su caminar reflejo o por estar mucho tiempo de pie. Esto significa que la coordinación de los músculos que se usan al caminar se vuelve agotadora. Masajeando los andares reflejos puede ayudar a restablecer su energía.

• Le ayuda a sentirse más firme.
• Desbloquea tensiones y resulta muy relajante.
• Libera energías que tienden a estancarse en los pies.

Con los dedos debajo de cada pie y sus pulgares en los puntos reflejos, masajee la energía presionando los cinco puntos reflejos con los pulgares. Saque la energía de los dedos de los pies. Presionando separe los pulgares hacia afuera de los dedos de los pies.

Cómo funciona: Estos puntos reflejos de digitopuntura en los pies están relacionados con una variedad de músculos que utilizamos al andar. Incluyendo los músculos de los brazos y las caderas. Masajeando los puntos de los andares reflejos estimulamos la energía.

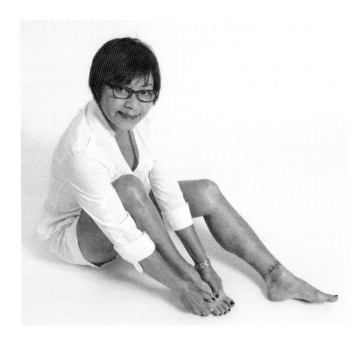

El cielo que nos llega en un instante

Este ejercicio puede conectarle con las fuerzas del universo y espirituales.

* Cuando uno ya no sabe qué más hacer, esta práctica inicia la curación.
* Aporta bienestar y abre su intuición cuando se siente solo o desesperado.
* Le permite dirigir las energías curativas a zonas específicas del cuerpo.

Cómo funciona: En el medio del pecho, cerca del corazón hay una espiral llamada «el cielo que nos llega en un instante». Energías curadoras importantes pueden ser conducidas a este torbellino. Cuando haga este ejercicio y sienta esas energías sentirá que no está solo en el universo. Permítase notar todas las sensaciones que recibe. Si necesita curarse en algún punto determinado, lleve esa energía que ha salido del chakra del corazón y con sus manos llévela a la zona de su cuerpo que necesite curación. Por ejemplo, si le duele la cadera, puede finalizar el ejercicio poniendo sus manos sobre sus caderas.

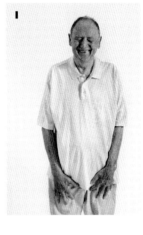

1. *De pie, ponga las manos sobre la parte superior de las piernas, sintiéndose conectado con el suelo, respire por la nariz y expulse el aire por la boca durante el ejercicio.*
2. *Estire los brazos hacia arriba y junte las manos palma con palma como en posición de plegaria.*
3. *Toque el cielo con las dos manos, levantando los brazos y abriendo las manos, mire hacia arriba. Sienta que no está solo. Energías ilimitadas y fuerzas poderosas de curación acudirán cuando usted las llame.*
4. *Recoja las energías curativas y póngalas en el chakra del corazón en la parte central del pecho.*

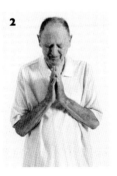

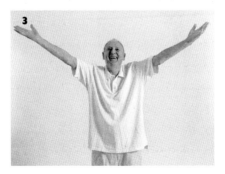

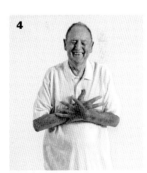

Presionando los puntos
de tensión de un compañero

Puede presionar los puntos de tensión usted mismo o puede hacer que un compañero le ayude, para poder relajarse completamente y sentir mejor como sus preocupaciones se desvanecen.

- Ayuda en caso de sentirse enfadado o triste.
- Libera tensiones.
- Le ayuda a pensar con más claridad.

Cómo funciona: Cuando se siente estresado, la sangre sale del lóbulo frontal del cerebro y va hacia su torso y las extremidades para apoyar a la respuesta de «luchar o huir». Sin la sangre suficiente en el lóbulo frontal es muy difícil pensar con claridad o manejar el estrés. Cuando sostiene los puntos neurovasculares, la energía electromagnética en sus dedos conduce la sangre de regreso en la parte delantera del cerebro. Y así se libera de las tensiones.

Siéntese cómodamente y pídale a su compañero que ponga la palma de una de las manos en la frente y la otra mano detrás de la cabeza de usted. Respire despacio y profundamente, inspirando por la nariz y espirando por la boca, mientras el compañero continúa con las manos en las posiciones correspondientes 3 o 4 minutos.

Alternativa: Pídale a su compañero que le coloque la punta de los dedos en la frente, tocando la zona encima de los ojos, y deje las manos posarse sobre las sienes.

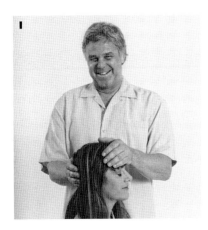
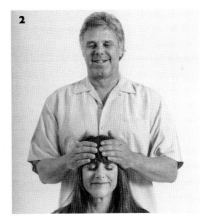

Presionando los puntos de tensión propios (neurovasculares)

Presionar los puntos neurovasculares (las dos áreas en la frente localizadas más o menos un poquito más arriba de los ojos, unos dos centímetros y medio) ayuda cuando la sangre sale del lóbulo frontal. Esto pasa en diferentes ocasiones, incluyendo los sofocos durante la menopausia.

- Previene que la sangre se vaya del lóbulo frontal.
- Calma la parte del cerebro que inicia la respuesta de «lucha o huida».
- Ayuda a reorganizarnos y librarnos de los malos hábitos.

1. *Suavemente, ponga los dedos en la frente (cubriendo los bultos que están justo encima de los ojos). Ponga los pulgares en las sienes cerca de los ojos, respire profundamente. Mientras la sangre vuelve al lóbulo frontal durante los próximos minutos, encontrará que empieza a pensar con más claridad. ¡Es así de sencillo!*

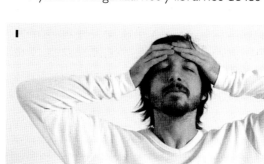

2

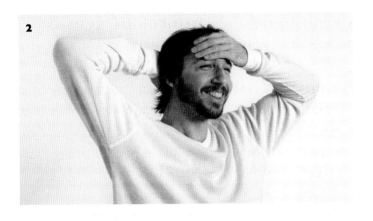

2. *Ponga la palma de una mano en la frente y la otra detrás de la cabeza. Manténgase así de 2 a 3 minutos, respirando profundamente. Presionando los puntos neurovasculares delanteros devuelve la sangre al lóbulo frontal y equilibra la circulación de todo el cuerpo. Sosteniendo la otra mano detrás de la cabeza relaja los puntos del miedo y calma el hipotálamo.*

Cómo funciona: Cuando la tensión nos pone en situación de «luchar o huir», casi un 80 por 100 de sangre abandona el cerebro para ir a los brazos y al pecho para luchar, o a las piernas para correr. La técnica sencilla de poner las yemas de los dedos en la frente y los pulgares en las sienes produce un impacto en la circulación y devuelve la sangre a la cabeza. Estos puntos en la cabeza se llaman «neurovasculares», y presionándolos suavemente podemos cambiar la respuesta al estrés. También puede utilizar este ejercicio para disipar un recuerdo traumático.

Paso cruzado

Este ejercicio refuerza los patrones de energía del cuerpo, que son necesarios para la coordinación, curación y vitalidad. Se puede hacer solo o como parte de la Rutina Energética Diaria de Cinco Minutos.

- Ayuda a pensar con más claridad y mejora la coordinación.
- Acelera el proceso de curación.
- Facilita el cruce de energía entre el hemisferio derecho y el izquierdo del cerebro.
- Le aporta más energía, le ayuda a salir de la depresión y le aclara el pensamiento.

Cómo funciona: Puede que se sienta cansado durante este ejercicio, pero le dejará sintiéndose recargado de energía. El paso cruzado le ayuda a reprogramar el sistema nervioso y mantiene el flujo de información entre los dos hemisferios del cerebro.

1. *Marcha homolateral: De pie, levante al mismo tiempo el brazo izquierdo y la pierna izquierda. Cuando los baje, levante el brazo derecho y la pierna derecha. Repita varias veces.*

2. *Paso cruzado: Levante el brazo izquierdo y la pierna derecha simultáneamente. Cuando los baje levante el brazo derecho y la pierna izquierda. Repita varias veces.*

CONSEJOS PARA HACERLO:

Empiece la secuencia con la marcha homolateral (misma pierna, mismo brazo). Repita la marcha 4 o 5 veces antes de cambiar al paso cruzado (pierna y brazo contrarios). Repita 4 o 5 veces. Alterne entre la marcha homolateral y el paso cruzado varias veces hasta que se sienta que le sale cómoda y fácilmente. También sentirá que recarga energías. Termine siempre la secuencia con el paso cruzado.

Recordatorio: *La marcha homolateral y el paso cruzado son esencialmente andares exagerados.*

1

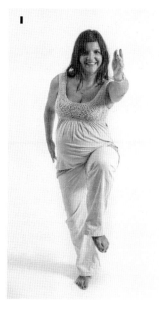

2

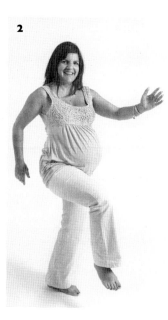

La conexión

Este ejercicio se puede hacer al final de la Rutina Diaria de Cinco Minutos o simplemente cuando se sienta un poco raro o mal.

- Establece una conexión entre el meridiano central (que envía la energía hacia arriba por la parte anterior del cuerpo) y el meridiano gobernador (que envía energía hacia arriba de la columna).
- Mejora la coordinación.
- Reduce la ansiedad.
- Refuerza el aura.

Ponga la mano con el dedo corazón en el ombligo y la otra mano con el dedo corazón en el «tercer ojo» (entre las cejas). Presione y sosténgalo.

Cómo funciona: La conexión es una de las herramientas más poderosas para sentirse mejor rápidamente física

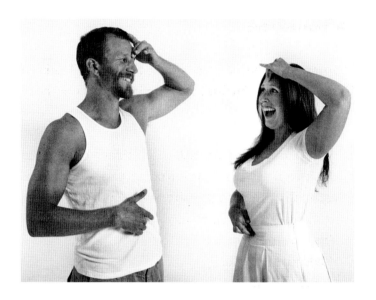

y emocionalmente. La conexión ayuda al sistema nervioso y ayuda a frenar las apoplejías. Durante la conexión, inspire profundamente y lentamente por la nariz y espire por la boca 5 o 6 veces. Puede cerrar los ojos o dejarlos abiertos. ¡Busque siempre la manera que le vaya bien! Así es como su cuerpo se comunica con usted.

Conectando con un compañero

«La conexión» es la mejor técnica para reforzar el aura. Es muy eficaz para consolar a un bebé o a un niño pequeño.

- Ayuda a superar el insomnio.
- Estabiliza el sistema energético en su totalidad.
- Incrementa la capacidad de coordinación.

Pida a su amigo que se siente o se recueste. Apoye el dedo corazón de una mano en el tercer ojo (entre las cejas, encima del puente de la nariz) y coloque el dedo corazón de la otra mano en el ombligo. Suavemente presione con cada dedo, arrastrándolo hacia arriba y sosteniéndolo de 15 a 30 segundos.

Cómo funciona: La conexión establece un enlace entre el meridiano central y el meridiano gobernador, formando un puente entre la parte frontal y posterior del cuerpo así como entre la cabeza y el torso. Es una de las técnicas que uso más y que me centran más rápidamente. Tiene consecuencias neurológicas inmediatas, incluso detiene las apoplejías.

CONSOLANDO A UN BEBÉ O A UN NIÑO PEQUEÑO: Coloque su mano izquierda debajo del cuello y de la cabeza del bebé, sostenga el peso de la cabeza. Coloque la otra mano encima del estomago del bebé, debajo del ombligo. Los bebés normalmente son muy receptivos a las energías que fluyen entre las manos.

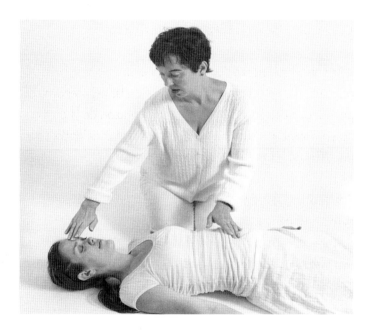

La limpieza de la columna

Este ejercicio es como un regalo para dar a un amigo que se sienta cansado o disgustado. Este ejercicio es parte de la Rutina Energética Diaria de Cinco Minutos.

- Energiza el cuerpo.
- Ayuda a eliminar las toxinas del sistema linfático.
- Desatasca la energía estancada.

Apóyese en una silla o en una pared, o túmbese boca abajo. La otra persona tiene que masajear profundamente cada lado de la columna, de la base del cuello a la base del hueso sacro. Se presiona profundamente con los pulgares haciendo movimientos circulares durante unos 5 segundos cada punto. Una vez llegamos a la base del sacro, su compañero puede repetir la limpieza de la columna o «barrido» de energías del cuerpo. Desde los hombros, y con la mano abierta, la otra persona arrastra las energías estancadas hacia abajo desde la espalda, a las piernas y a los pies y fuera del cuerpo 3 o 4 veces.

Cómo funciona: La limpieza de la columna funciona con el sistema linfático. La linfa no tiene una bomba propia, pero al movernos la bombeamos. También se bombea masajeando los puntos reflejos neourolinfáticos. Los puntos reflejos congestionados se sienten doloridos cuando se masajean, por lo que no son difíciles de localizar. La linfa juega un papel clave en el sistema inmune ayudándolo a luchar contra enfermedades que van desde un resfriado hasta el cáncer.

NOTA: *Si está solo, este ejercicio se puede hacer también usando pelotas de tenis, o cualquier pelota que se sienta cómoda debajo de la espalda. Túmbese boca arriba, ponga las pelotas de tenis debajo de cada lado de la columna, suavemente balancee el cuerpo para que las pelotas de tenis masajeen profundamente los puntos linfáticos. Esto requiere un poco de práctica, pero bastante gente dice que consiguen un buen masaje linfático haciendo rodar las pelotas de tenis espalda abajo desde el cuello a la base del sacro.*

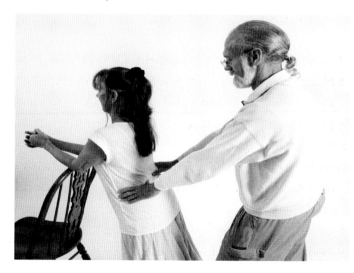

Calmando la llama

Este ejercicio se podía haber llamado «calmando la hiperactividad». Si lo hace con un niño, le ayudará a estar más centrado y le calmará a usted también.

- Calma cuando se siente fuera de control.
- Reduce el pánico.
- Ayuda a centrarse.
- Puede bajar la tensión.

De pie con las manos en los muslos y los dedos de las manos abiertos. Inspire por la nariz y espire por la boca. Balancee

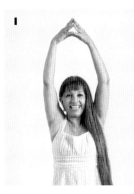
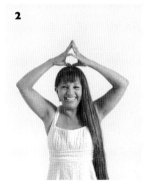
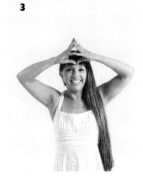

los brazos hacia fuera y llévelos por encima de la cabeza hasta que las puntas de los dedos de cada mano se encuentren. Mientras espira, baje los pulgares hasta ponerlos en la parte superior de la cabeza. Aguante e inspire. Espire y ponga los pulgares entre las cejas. Aguante e inspire profundamente. Espire y ponga los pulgares en el punto de la timo, entre los pechos. Aguante y espire profundamente.

Mientras espira, ponga los pulgares en el ombligo y forme un triangulo, colocando los demás dedos debajo del ombligo con las manos planas. Inspire, deslice las manos por la parte delantera de las piernas mientras flexiona la cintura hacia delante, deje caer los brazos colgando adelante. Inspire profundamente y levántese despacio, notando como cada vertebra se coloca una encima de la otra. Levante los hombros hacia las orejas y déjelos caer.

Cómo funciona: Equilibra todos los chakras de manera rápida. Además, literalmente «baja la llama»; el pánico o la ansiedad que pudiera estar sintiendo. Le centra y le hace sentirse calmado y en paz, permitiéndole sobrellevar los problemas.

Tocando la alegría

Puede literalmente tocar la alegría en su sistema nervioso para que empiece a crear un modelo de alegría en su vida.

- Incrementa la alegría.
- Ayuda a grabar los buenos momentos de su vida en el sistema nervioso.
- Ayuda a pensar de manera más positiva.

La próxima vez que se sienta alegre, o sienta como una ola de gratitud, se sienta impresionado, o sienta apreciación, dé un golpecito en su tercer ojo. Golpee con el dedo corazón de cada mano, entre las cejas, encima del puente de la nariz durante 5 o 10 segundos. Esto envía una sensación positiva a su campo energético a través del primer punto de digitopuntura del sistema nervioso.

Cómo funciona: Golpetee el «tercer ojo» mientras recuerda buenos momentos de su vida, recordando algo que le hizo reír, o haciendo alguna afirmación positiva o sintiendo gratitud hacia su cuerpo, su mente, su vida o hacia otra persona esté practicando medicina energética.

Crea un pulso rítmico de energía positiva. Éste es el primer punto de digitopuntura en el meridiano de la vejiga, que ayuda a dirigir el sistema nervioso central. También es conocido en la tradición de yoga como el «tercer ojo». Está asociado con la intuición y la conciencia psíquica. Golpeteando en el punto del «tercer ojo» mientras se siente bien hace vibrar la alegría a través del sistema nervioso. Y también enseña al sistema nervioso a estar más contento.

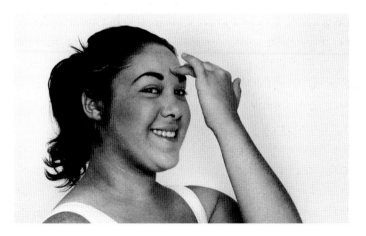

Suavizando el triple calentador

El «suavizado» calma el meridiano del triple calentador, que va desde el cuarto dedo de la mano, hacia arriba por la parte exterior del brazo, por detrás de la oreja y hacia el exterior de los ojos. Gobierna el sistema inmune, la repuesta de emergencia al peligro (luchar, huir), la habilidad para formar hábitos fisiológicos y de comportamiento y para manejar el estrés o el peligro.

- Reduce el miedo y la ansiedad.
- Libera las tensiones.
- Ayuda a superar el insomnio.
- Ayuda a regular la temperatura corporal y los sofocos.

Coloque las yemas de los dedos en las sienes. Inspire por la nariz y espire por la boca. En otra respiración profunda, despacio deslice los dedos hacia arriba, por encima de las orejas manteniendo la presión. Cuando espire, lleve los dedos hasta detrás de las orejas, hacia abajo del cuello y deje que se cuelguen de los hombros. Cuando esté listo, empuje los dedos hacia los hombros, páselos por delante de ellos y suéltelos.

Cómo funciona: El meridiano triple calentador es un poco diferente de los otros meridianos, porque no está representado por un órgano físico. En su lugar, está definido por su función. Su propósito es reclutar energías de otros meridianos para mejorar la respuesta al estrés. Ciertamente es un «termostato humano» que gobierna el sistema endocrino, el sistema nervioso autónomo, impulsos básicos y el equilibrio del apetito. Un bloqueo en el triple calentador se puede manifestar de muchas maneras, como tensión en la parte posterior del cuello, retención de agua, *shock* y sensibilidad emocional. Suavizar el meridiano del triple calentador ayuda a reponer la paz y la calma.

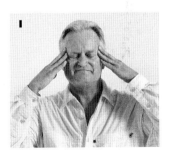
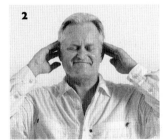
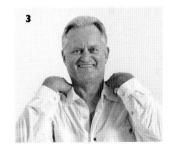

La postura de Wayne Cook

La postura de Wayne Cook se puede hacer cuando nos sentimos abrumados o confundidos. También forma parte de la Rutina Energética Diaria de Cinco Minutos.

- Libera del estrés y de la sensación de agobio.
- Ayuda a pensar con claridad.
- Ayuda a procesar y retener la información.
- Saca lo mejor de nosotros cuando necesitamos rendir más o cuando estamos en una confrontación.

Cómo funciona: Esta técnica es efectiva cuando estamos muy preocupados y no podemos dejar de llorar, cuando explotamos enseguida, cuando caemos en la desesperación, o nos sentimos extremadamente exhaustos. Ayuda a procesar las hormonas del estrés, y casi inmediatamente empezará a sentirse menos abrumado. Su nombre es en honor a Wayne Cook, un pionero investigador de los campos de fuerza bioenergética, que inventó este método que yo he modificado tal y como aquí se presenta.

1. *Ponga su pie derecho sobre su rodilla izquierda. Coloque la mano izquierda alrededor del tobillo derecho y su mano derecha alrededor del talón derecho. Respire lentamente por la nariz, espire por la boca. Repita esta secuencia 4 o 5 veces. Cambie al otro pie. Ponga el pie izquierdo por encima de la rodilla derecha. Coloque la mano derecha alrededor del tobillo izquierdo y su mano izquierda alrededor del talón del pie izquierdo. Utilice las mismas respiraciones que hemos mencionado arriba.*

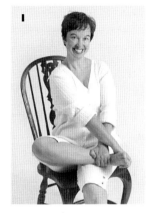

2. *Descruce las piernas y junte las yemas de los dedos formando una pirámide. Apoye los pulgares en el «tercer ojo», justo encima del puente de la nariz. Entonces inspire lentamente por la nariz. Espire por la boca, repitiendo 4 o 5 veces la secuencia. Finalmente separe los pulgares despacio por la frente, estirando la piel. Deje caer las manos sobre su regazo (sobre la parte superior de las piernas).*

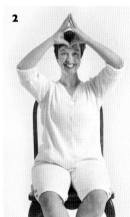

La cremallera

La cremallera crea un modo natural de autoprotección de las toxinas y la energía negativa. El ejercicio puede hacerse solo o como parte de la Rutina Energética Diaria de Cinco Minutos.

- Nos protege contra la absorción de energías negativas y toxinas del entorno.
- Eleva la energía y el espíritu.
- Puede usarse con afirmaciones e imágenes positivas.

Cómo funciona: Cuando se sienta triste o vulnerable, el meridiano central puede actuar como si se tratara de un receptor de radio que canaliza los pensamientos y las energías negativas de los otros y nos los trasmite. Es como si estuviera abierto y desprotegido. Deslizando las manos hacia arriba del meridiano central arrastra la energía a lo largo de la línea del meridiano y hace de «cremallera», lo cual le ayudará sentirse más seguro y positivo. Puede cerrar la «cremallera» tantas veces como desee. Siguiendo el meridiano así, lo refuerza y las energías del meridiano le refuerzan a usted.

1. Golpetee enérgicamente los puntos del K-27 para asegurarse de que sus meridianos se mueven hacia adelante. Éstos son los 27 puntos de digitopuntura del meridiano del riñón, que están localizados directamente debajo de los huesos de la clavícula.

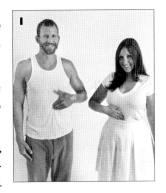

2. Coloque una de las manos (o las dos) en la parte inferior del tronco y llévelas hacia delante en línea recta, hacia arriba y por la parte central.

3. Inspire profundamente mientras continúa levantando las manos despacio en dirección ascendente por la parte central de su cuerpo hasta la altura del labio inferior.

4. Continúe hacia arriba, llevando sus manos por encima de los labios, levantando las manos hacia el cielo. Espire. Con un movimiento circular, conduzca los brazos hasta la pelvis y repita el ejercicio 3 veces.

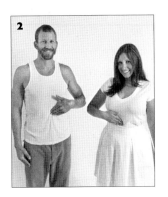

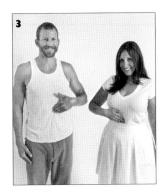

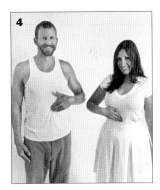

La
RUTINA
ENERGÉTICA
de
CINCO
MINUTOS

Qué es la Rutina Energética de Cinco Minutos y cómo funciona

Ahora combinaremos diversas técnicas para hacer una rutina diaria de cinco minutos. La Rutina Diaria de Cinco Minutos restaura el flujo de energía natural de su cuerpo. Esta rutina le reforzará el sistema inmune, haciéndole menos vulnerable y más resistente, ya que:

- Proporciona una energía de equilibrio.
- Ayuda a restablecer la vitalidad.
- Centra y estabiliza los campos de fuerza.
- Crea hábitos positivos en el sistema energético.

Después de haber trabajado con más de 10.000 pacientes en sesiones individuales de 90 minutos, dándoles a la mayoría tareas para hacer en casa y viendo lo que ocurría, encontré que estas técnicas son las más poderosas y las que tienen un impacto más positivo para casi todos. Ayudan al cuerpo no sólo a equilibrarse, sino que además lo protegen de las radiaciones del entorno, la contaminación y las toxinas.

Sé que no es poco decir a alguien que incorpore una nueva rutina en su vida. Todos estamos muy ocupados, es la epidemia de la vida moderna. Pero algunas inversiones merecen la pena. Les prometo que la Rutina Diaria de Cinco Minutos, practicada regularmente, le compensará en el modo en que se sienta y funcione, teniendo en cuenta el poco tiempo que necesita.

Sé por experiencia que le será más fácil de mantener un programa que esté ligado con alguna actividad que ya practique. Si usted hace yoga, tai chi, o Pilates, se puede usar como un calentamiento, o al final. Si medita, le puede ayudar a centrarse e ir a mayor profundidad en la meditación. Algunas personas, particularmente las que no les gusta levantarse temprano, lo hacen antes de acostarse por la noche. Otras lo hacen como un ritual de transición cuando llegan a casa del trabajo. Algunas lo hacen como parte de su baño o ducha. No importa en qué orden haga los ejercicios, y siempre cuanto más cómodo esté mejor.

Ejercicios de la Rutina Diaria de Cinco Minutos

LA CREMALLERA

Vigorosamente golpee los puntos K-27 para asegurarse de que los meridianos se muevan en una dirección hacia delante. Éstos son los 27 puntos de digitopuntura en el meridiano del riñón y localizados directamente debajo de las clavículas. Ponga las manos en la base del tronco del cuerpo y lleve su mano hasta el centro. Respire profundamente mientras mueve las manos despacio directamente desde el centro del cuerpo hasta su labio inferior. Continúe subiendo, llevando sus manos por encima de los labios, hacia el cielo. Exhale. Dibujando un circulo, lleve los brazos de nuevo a su pelvis y repita 3 veces.

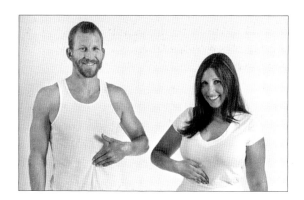

LOS CUATRO DEDOS

1. *Ponga las yemas de los dedos debajo de los pómulos, cerca de la nariz. Golpee firmemente durante 15 segundos. Esto ayuda a drenar los senos nasales y a limpiar las glándulas linfáticas del cuello. También puede reducir la tensión y la preocupación excesiva.*

2. *Ponga los dedos índice en su clavícula y muévalos hacia adentro, hacia donde hace forma de U justo encima de su esternón (más o menos donde los hombres se atan el nudo de la corbata). Mueva los dedos hacia la base de la U. Vaya hacia la derecha y hacia la izquierda unos centímetros y golpee firmemente unos 10 o 15 segundos.*

3. *Ponga los dedos de una o de las dos manos en el centro del esternón, en la glándula de la timo. Golpee firmemente de 10 a 15 segundos.*

4. *Golpee con los dedos o los nudillos los puntos neurolinfáticos del bazo firmemente durante 10 o 15 segundos. Están debajo de los pechos, debajo de la costilla.*

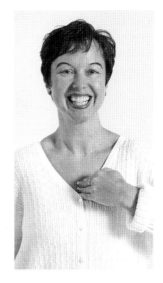

El golpeteo de la glándula timo

LA MARCHA HOMOLATERAL / PASO CRUZADO

De pie, levante el brazo izquierdo y la pierna izquierda simultáneamente. Mientras los baja levante el brazo derecho y la pierna derecha. Repita varias veces. Levante el brazo izquierdo y la pierna derecha simultáneamente. Mientras los baja levante el brazo derecho y la pierna izquierda. Repita varias veces.

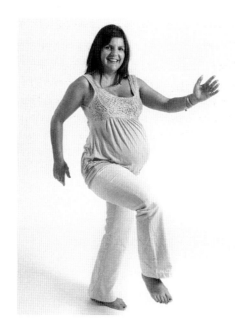

LA POSTURA DE WAYNE COOK

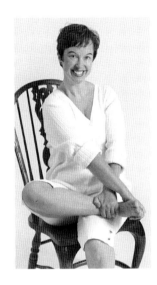

1. *Ponga el pie derecho encima de la rodilla izquierda. Coloque la mano izquierda alrededor del tobillo derecho y su mano derecha alrededor del talón derecho. Inspire lentamente por la nariz y espire por la boca. Repita 4 o 5 veces. Cambie al otro pie. Coloque el pie izquierdo encima de la rodilla derecha. Coloque la mano derecha alrededor de su tobillo izquierdo y su mano izquierda alrededor del talón izquierdo.*

2. *Descruce las piernas y coloque las puntas de los dedos de las dos manos juntos formando una pirámide. Lleve los pulgares «al tercer ojo» justo encima del puente de la nariz. Respire lentamente por la nariz. Espire por la boca, repitiendo 4 o 5 veces. Finalmente, separe los dedos lentamente por la frente, arrastrándolos tirando de la piel. Deje caer las manos sobre el regazo.*

EL ESTIRAMIENTO DE LA CORONILLA

1. Presione la frente y despacio separe los dedos tirando de la piel. Inspire profundamente por la nariz y espire por la boca. Después, coloque la punta de los dedos encima de la cabeza y repita el estiramiento.

2. Repita este patrón empezando en la parte superior de la cabeza, después el centro, y por detrás de la cabeza. Continúe hasta que llegue a la base del cuello.

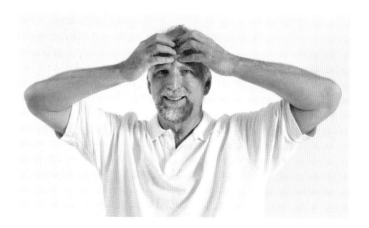

LA LIMPIEZA DE LA COLUMNA

Apóyese en una silla o en la pared, o túmbese boca abajo. Mientras la otra persona le masajea ambos lados de la columna desde la base del cuello hasta la base del sacro. Los pulgares se usan para aplicar presión en profundidad en sentido circular durante 5 segundos en cada punto. Una vez se ha llegado a la base del sacro, la otra persona puede repetir la limpieza de la columna o «barrer» las energías del cuerpo. Desde el hombro con la mano abierta, la otra persona barre hacia abajo por la espalda, bajando por las piernas, los pies y hacia fuera, repetimos 2 o 3 veces.

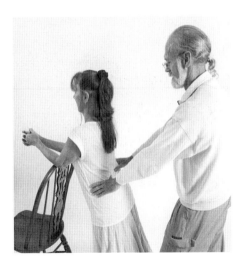

LA CONEXIÓN

Coloque una mano con el dedo índice en el ombligo y la otra mano con el dedo índice en el «tercer ojo» (entre las cejas). Presione y tire hacia arriba.

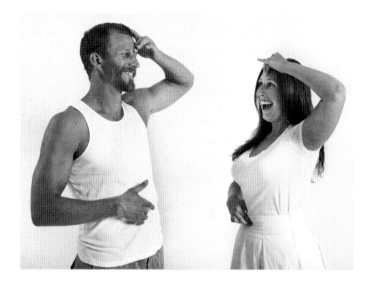

CONECTANDO EL CIELO Y LA TIERRA

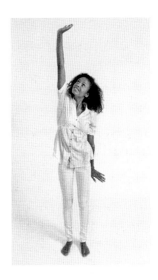

1. Empiece con las manos en las piernas, con los dedos abiertos.

2. Inspire por la nariz, lleve los brazos hacia fuera y júntelos en posición de plegaria. Exhale por la boca.

3. Inspire por la nariz, estire un brazo hacia arriba y el otro hacia abajo, empujando con las palmas. Aguante, espire por la boca y vuelva a la posición de plegaria. Cambie de brazos y repita.

4. Deje caer los brazos hacia abajo, inclínese hacia delante hasta la cintura, y relájese con las rodillas semiflexionadas. Haga dos respiraciones antes de volver lentamente a la posición de pie.

PARA ESTUDIO ADICIONAL

1. *Medicina energética*
2. *Medicina energética para mujeres*
3. *Promise of Energy Psycology*
4. Classes y talleres, www.innersource.net y www.DondiDahlin.com
5. www.LearnEnergyMedicine.com

ACERCA DE LAS AUTORAS

DONNA EDEN

Durante más de tres décadas, Donna Eden ha enseñado a la gente cómo trabajar con los sistemas de energías del cuerpo para restaurar su salud y vitalidad natural.

Donna es una de las personas más buscadas como conocedoras de la medicina energética. Su capacidad como terapeuta es legendaria. Ha enseñado a más de ocho mil personas en todo el mundo, profesionales y no profesionales, cómo entender el cuerpo como un sistema energético.

Clarividente desde la infancia, es capaz de ver las energías sutiles, y no solamente trabaja esas energías para aumentar la salud, la alegría y la vitalidad, sino que ha hecho carrera enseñando a gente que no puede ver esas energías sutiles a trabajar con ellas de manera agradable y efectiva.

Donna ha impartido cientos de talleres sobre autofortalecimiento y medicina alternativa en todo el mundo, en los que han atendido más de ochenta mil participantes. Su primer libro, *La medicina energética*, es un clásico en este campo, con más de 200.000 libros vendidos.

Ha sido traducida a quince lenguas y ha ganado dos premios nacionales. La continuación, *La medicina energética para mujeres*, recibió el premio al «mejor libro de salud» en el prestigioso concurso Nautilus.

Como terapeuta, Donna Eden ha tratado a más de diez mil clientes individuales. La mencionan muchos libros de medicina alternativa, y muchas de las personas que asisten a sus talleres son médicos, enfermeras y otros profesionales. Donna constantemente entusiasma y sorprende a su público. Su trabajo está disponible en libros, en DVD y en cursos en directo. *Véase* www.LearnEnergyMedicine.com

«La contribución que Donna Eden ha hecho con la medicina energética quedará como un pilar en el campo de la medicina holística». —CAROLINE MYSS. PH.D.

DONDI DAHLIN

Dondi, la hija menor de Donna, fue criada con la medicina energética como parte de su vida. Dondi ha continuado utilizando la medicina energética en su profesión como actriz y bailarina profesional, haciendo giras por el mundo, enseñando y actuando en más de veinte países. Ha ganado diversos premios de danza y de interpretación, es miembro del Screen Actors Guild, y ha publicado diversos artículos sobre la danza en Oriente Medio. Dondi es ahora madre y enseña a su hijo, Tiernan Ray, la magia y la importancia de la medicina energética. *Véase* www.DondiDahlin.com

CRÉDITOS DE LOS MODELOS

Rick Cabados

Dondi Dahlin

Titanya Dahlin

Albert Devenys

Monique Devenys

Roger Devenys

Anna Valencia Goebel

Michelle Grangetto

Steve Grangetto

Jacob Grosz

Christopher W. Jones

Jiana Jordan

Terry Lamb

Uriah Lamb

Cassie Mavis

Magdalena Montrond

Mariela Shibley

Ben Singer

Lindsay Southall

Rick Unis

Bernadette Unis-Johnston

Sabina Wong

ÍNDICE ANALÍTICO

ÍNDICE GENERAL

OTROS LIBROS DE DONNA EDEN
PUBLICADOS POR EDICIONES OBELISCO

Medicina energética

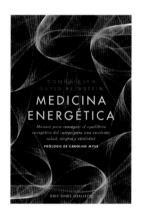

Manual para conseguir el equilibrio energético del cuerpo para una excelente salud, alegría y vitalidad. Descubre cómo: incrementar tu vitalidad y resistencia;, fortalecer el sistema inmunológico; aliviar dolores y afecciones comunes, como catarros y dolores de cabeza causados por la tensión; mejorar el rendimiento de la mente y la memoria; mejorar tu salud general a través de practicar una rutina diaria de energía; proteger y curar el cuerpo antes de someterse a una intervención quirúrgica. Las investigaciones contenidas en este libro se basan en el trabajo de la autora con miles de pacientes y estudiantes a lo largo de las últimas décadas. Es una guía práctica que describe numerosos ejercicios a seguir, paso a paso, con el fin de conseguir un cuerpo más sano, una mente más lúcida y un espíritu más feliz.

Medicina energética para mujeres

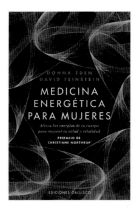

Alinea las energías de tu cuerpo para mejorar tu salud y vitalidad Donna Eden, tras el éxito del libro Medicina energética que la consagró en el mundo de las terapias energéticas, centra en este nuevo escrito sus conocimientos y sabiduría en el cuidado de la mujer. La salud hormonal es esencial para el bienestar de la mujer y en este libro se muestra cómo las mujeres pueden tener el control de sus hormonas mediante la alineación de las energías. La medicina energética ofrece los tratamientos adecuados para un gran número de problemas de salud: desde el síndrome premenstrual hasta la menopausia, pasando por las cardiopatías o la depresión. «Un libro increíble, asombrosamente informativo y emotivo, que revela el misterio de las energías femeninas. Donna Eden es una maestra extraordinaria. ¡Aprende de ella!».